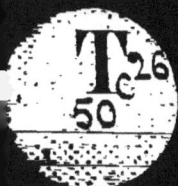

DES FUMEURS D'OPIUM

ET

DES FUMEURS DE TABAC

PAR M. LE Dr ALEXANDRE.

Mémoire lu à l'Académie d'Amiens, dans sa séance
du 26 Août 1865.

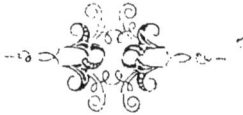

AMIENS

TYPOGRAPHIE DE E. YVERT, RUE DES TROIS-CAILLOUX, 63

1866

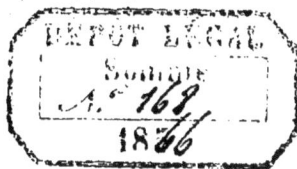

DES FUMEURS D'OPIUM

ET

DES FUMEURS DE TABAC

Mémoire lu par M. ALEXANDRE, DOCTEUR EN MÉDECINE, à *l'Académie d'Amiens, dans la Séance du 26 Août 1865.*

———❦———

MESSIEURS,

Je vais essayer devant vous de faire l'analyse d'un livre qui m'a paru bien curieux et qui a pour titre : *les Fumeurs d'opium en Chine*, par M. le docteur Libermann, médecin aide-major attaché au service des ambulances de l'expédition de Chine. La matière n'est pas neuve assurément ; mais cette étude faite cette fois par un médecin à qui la physiologie et la connaissance des maladies viennent en aide, par un médecin appartenant à un corps d'armée vainqueur, pénétrant partout et pouvant partout porter ses investigations, doit à tous ces titres faire espérer des aperçus nouveaux.

Le livre de M. Libermann a été analysé plus

1

d'une fois déjà, ce qui, selon nous, en fait ressortir l'importance. C'est d'abord dans un feuilleton du journal *la France* (mars 1863), par M. Figuier, ce savant et spirituel écrivain qui a mis la science à la portée de tout le monde dans plusieurs ouvrages pleins d'intérêt et dans une revue que l'auteur appelle *l'Année scientifique*, livre beaucoup lu et que vous connaissez tous, Messieurs. C'est ensuite M. le docteur Fournet, agrégé à la Faculté de médecine de Paris, dans le numéro de décembre 1864 de *la Revue britannique*. Si nous n'avons pas hésité à parler à notre tour de ce livre après deux hommes si distingués par leur science et la manière de dire, c'est que beaucoup d'entre vous, Messieurs, n'auront eu (du moins je puis le supposer) aucune connaissance de ces travaux. C'est encore en me fondant sur la variété des esprits aussi grande que la variété des visages et qui fait que chacun de nous voit les choses à sa manière, c'est-à-dire en ne se plaçant jamais au même point de vue que les autres.

Après l'examen du livre de M. Libermann, je vous dirai quelques mots d'une lecture sur le tabac, faite récemment à l'Académie impériale de médecine par l'un de ses membres, M. Jolly. Enfin je finirai par un parallèle entre les points les plus saillants des deux ouvrages, parallèle qui doit faire ressortir des analogies frappantes et nous conduire à des déductions pratiques qui ne sont pas, selon nous, sans intérêt.

Chose bien singulière, on ne le dira jamais trop, que l'usage de l'opium, substance si contraire à la nature de l'homme ! chose qui resterait incompréhensible si l'on ne se rappelait que la vie est dans la stimulation ; que l'homme, quelle que soit son espèce, à quelque latitude qu'il appartienne, a un tel besoin de stimulation, qu'il la recherche partout, même en dehors des causes qui la produisent le plus naturellement, le plus ordinairement, tels que les aliments, la chaleur, l'air, le travail, les affections, et enfin toutes les émotions de la vie, quelque simple que soit la vie. De là l'usage du vin, de l'eau-de-vie, de la bière, du café, du thé, du haschich, du tabac, du cocca ; de là la recherche des émotions dans les livres et dans une foule de circonstances de la société, qui émeuvent plus ou moins, ou au théâtre qui les représente quelquefois assez fidèlement pour nous émouvoir beaucoup encore. De là enfin l'usage de l'opium chez les Chinois et d'autres peuples de l'Orient.

Ce n'est que vers le milieu du dix-septième siècle que l'usage de l'opium, qui existait déjà dans les Indes et la Perse, s'introduisit en Chine « pour produire des jouissances factices au moyen d'une excitation délétère. »

On a, par les chiffres suivants, l'idée de l'extension considérable et rapide que prit dans ce pays l'usage de fumer l'opium.

En 1798, dit M. Libermann, l'importation était

de 4,172 caisses de 70 à 80 kilos, et revenait de
600 à 800 piastres. En 1859, elle atteignait le
chiffre énorme de 70,180 caisses. « Avant la der-
« nière guerre, l'opium ne se vendait que dans les
« cinq villes ouvertes au commerce européen :
« Canton, Sang-Haï, Tout-Chao, Ning-Po et Sindao.
« Depuis le dernier traité de Pékin (1860), la vente
« s'en fait librement sur toute la côte de la Chine,
« et pendant l'hiver de 1861 que M. Libermann a
« passé à Tien-Tsin, dans le Petchili, un bateau
« anglais en a vendu pour 2 millions de francs au
« su et au vu des autorités chinoises. » Ce fait et
beaucoup d'autres font voir la part coupable que les
Anglais prennent à la propagation de l'usage de
l'opium chez les malheureux Chinois.

Voici quelques détails sur la manière de fumer
l'opium : « La pipe consiste en un tuyau long de
« 40 à 50 centimètres environ, du diamètre d'un
« flageolet ordinaire, en bois ou en métal, quelque-
« fois en jade, selon la condition des fumeurs. A la
« partie inférieure de ce tuyau se trouve une ou-
« verture dans laquelle on visse la tête de la pipe ;
« cette tête est creuse, de forme ronde ou cylindri-
« que, ordinairement en terre, quelquefois en métal,
« et porte, à sa partie supérieure, un godet percé
« d'un petit trou sur lequel on dépose l'extrait
« d'opium et qui livre passage à la fumée.

« Pour la charger, on se sert d'un stylet de métal
« qu'on trempe dans l'extrait d'opium réduit par la

« coction à l'état sirupeux. On en prend 10 ou 15
« centigrammes environ qu'on arrondit et qu'on
« approche de la flamme d'une lampe jusqu'à ce
« que la matière se gonfle, puis on la place sur le
« godet de la pipe, et on y met le feu. On aspire la
« fumée lentement, on l'avale et on ne la rend
« qu'après l'avoir gardée le plus longtemps possible.
« La durée d'une pipe, en moyenne, est d'une mi-
« nute ; 20 à 30 aspirations suffisent pour la ter-
« miner. »

« Certains Chinois, qui usent depuis longtemps
de l'opium, vont jusqu'au chiffre énorme de deux
cents pipes par jour. »

Cette habitude a pénétré dans toutes les classes
de la société ; M. Libermann, lors de son débarque-
ment à Pétang, ville de 30,000 âmes, qui était
abandonnée à l'arrivée de l'armée française, eut
l'occasion, en parcourant tout le campement français, composé de 380 maisons, d'en trouver 267
qui contenaient de l'extrait d'opium, des pipes et
les ustensiles d'usage, tels que lampes, stylets, fers
tranchants pour nettoyer la pipe... Enfin il a trouvé
les mêmes ustensiles dans les villes comme dans les
villages, dans les maisons les plus pauvres comme
dans l'habitation fastueuse du plus riche mandarin,
comme dans les camps tartares.

« Un jour, dit-il, en côtoyant les rives du Peï-ho,
« je rencontrai une hutte dont les habitants venaient
« de fuir à notre approche ; une marmite de fonte

« contenait les restes d'un repas de la plus pauvre es-
« pèce, du riz et des débris informes de poisson sec;
« tous les meubles étaient sales et délabrés. Dans
« un réduit obscur, séparé du reste de l'habitation
« par des nattes, je vis étendu sur un misérable lit
« de camp, un Chinois d'une quarantaine d'années;
« il était maigre et décharné et tenait à la bouche
« une pipe à opium dont il paraissait savourer la
« fumée avec délices ; il ne bougea pas cependant.
« Le malheureux avait surmonté la frayeur qu'ins-
« piraient alors les Français; il bravait la mort peut-
« être, pour pouvoir se livrer quelques instants de
« plus à sa funeste débauche.

« Je sortis avec dégoût. »

Partout, l'auteur a vu des boutiques où l'on fume
l'opium malgré les prohibitions sans cesse renou-
velées des empereurs qui se livrent aux mêmes débauches, comme l'attestent les fumoirs, les appro-
visionnements d'opium trouvés dans leur palais d'été.
Que peut-on attendre des prohibitions lorsque les
chefs de la nation donnent pour elles, les premiers,
l'exemple du mépris ?

M. Libermann estime qu'un dixième environ de
la population mâle et adulte fume l'opium, ce qui
porterait en Chine le chiffre des fumeurs à 6 ou 8
millions. On n'y compte que quelques femmes, et
encore ce sont celles qui vivent dans la fange.

En général, c'est vers 18 ou 20 ans que l'on
commence à fumer : il y a pourtant des enfants de
10 à 15 ans qui le font.

La classe pauvre fume dans des boutiques consacrées à cet usage. C'est, dit l'auteur, dans une salle sombre, noire et humide, au rez-de-chaussée le plus souvent, avec les volets et les portes hermétiquement fermés, ne recevant de lumière que celle des petites lampes à opium ; le long des murs, noircis comme nos tabagies de bas étage sans doute, sont suspendues, sur des rouleaux de papier, quelques sentences de Confucius. Confucius ! que ses compatriotes appelaient le saint maître, le sage par excellence ; Confucius qui s'était appliqué, quand il jouissait de la confiance du souverain de Lu, à réformer les habitudes vicieuses du peuple ! et mettre ses sages maximes dans ces horribles lieux où le peuple s'abrutit ! Quelle dérision ! En entrant dans ces salles sombres on est suffoqué par la fumée âcre et irritante de l'opium. On y voit de 15 à 20 fumeurs étendus sur des lits de camp recouverts de nattes, la tête appuyée sur un rouleau de paille, leur pipe à la bouche, ayant près d'eux une tasse de thé et offrant des aspects différents. Les uns sont loquaces et sont sous le coup d'une forte stimulation ; les autres immobiles, les yeux ternes, sont comme étrangers aux choses qui les entourent. Les gens riches fument chez eux ou dans des fumoirs ornés de peintures lubriques, ou dans des fumoirs publics dont la tenue répond à leur condition.

En recherchant les causes de l'extension rapide de l'usage de l'opium en Chine, l'auteur croit en

trouver une dans l'absence du vin et des alcooli-
ques, dans la mauvaise et repoussante eau-de-vie
que produit la fermentation du sorgho, du millet ou
du riz, que l'on prend, dit-il, dans des vases micros-
copiques, afin d'en boire le moins possible. Il croit
trouver d'autres causes dans le servilisme d'imitation
de la classe moyenne et· pauvre pour le riche (car
l'habitude de fumer a commencé par les riches et
les oisifs); enfin dans le caprice et la mode, etc.

Nous vous disions un jour ici à peu près la même
chose, Messieurs, quand nous vous parlions de
l'abus du tabac. « On commence à fumer, disions-
« nous, poussé que l'on est par une espèce d'instinct
« d'imitation; tendance innée chez l'homme, né-
« cessaire, sans doute, qui fait que tout un peuple
‹ vit, se nourrit, s'habille, se loge et pense de la
« même manière. »

En continuant l'étude des causes, l'auteur combat
l'idée de ceux qui ont cru pouvoir expliquer la facile
propagation de ce vice par le besoin qu'éprouve-
raient les peuples orientaux, épuisés par les excès
de la polygamie, de réveiller les idées lascives en
fesant naître les impressions agréables, les rêves et
les hallucinations voluptueuses que donne l'opium.
« Cette substance, dit-il, est un excitant du système
« nerveux central; mais il n'a pas d'action parti-
« culière sur les organes génitaux; il ne donne pas
« une direction spéciale à l'imagination, et ne la
« lance pas forcément dans le monde des rêves

« voluptueux ou lubriques ; mais à titre du stimu-
« lant, il exalte la sensibilité, l'imagination, la
« volonté, qui acquièrent alors, momentanément,
« une activité et une puissance plus grandes, mais
« qui ne s'exercent que dans la sphère d'idées habi-
« tuelles du fumeur. Ainsi l'ambitieux verra ses
« plans de fortune réalisés de la façon la plus splen-
« dide ; l'avare ses coffres pleins d'or et savourera
« avec délices la vue de ses lingots imaginaires ; le
« libertin rêvera des plaisirs inconnus, des femmes
« aux formes gracieuses et suaves ; le poète sera
« transporté dans les sphères enchantées de l'idéal.

L'initiation à l'usage de l'opium n'est pas plus
facile que celle des fumeurs de tabac, comme on
le voit par les essais que M. Libermann a faits sur
lui-même :

« . . . Je n'ai éprouvé, dit-il, pendant les deux
« premières semaines de mon initiation, que des
« vertiges, des nausées, des vomissements, avec une
« douleur épigastrique assez vive, sans aucune im-
« pression physique ni morale agréable ; mon intel-
« ligence au contraire était lourde et pesante, mes
« idées confuses et pénibles ; en un mot, j'avais les
« sensations qui accompagnent les débuts d'un
« fumeur de tabac...»

L'auteur continue son apprentissage, et dans la
troisième semaine, il allait jusqu'à six pipes par
jour, ce qui faisait soixante centigrammes d'extrait
d'opium. « Alors, dit-il, mon intelligence était

« excitée, mes idées devenaient plus nettes, mon
« imagination plus vive ; en un mot, j'étais dans
« un état tout semblable à celui où je me trouve
« après avoir bu plusieurs verres de champagne :
« je causais avec gaîté et loquacité. Une heure
« après la dernière pipe, je tombais ordinairement
« dans un demi-sommeil, accompagné de rêvasseries
« agréables, mais qui n'avaient rien de déterminé,
« et qui étaient suivies d'un sommeil profond dont
« il ne restait aucun souvenir. A mon réveil, j'avais
« la tête lourde, la langue pâteuse, l'esprit obtus,
« la pupille dilatée. »

L'estomac se dérangeant, M. Libermann ne put
continuer ses expériences.

Le fumeur d'opium, selon l'auteur, offre dans
son existence trois périodes bien distinctes. La première, qui est passagère, est la période d'initiation.
Dans la seconde période, l'habitude est prise, et
l'on obtient les sensations agréables que l'on cherche.
Quelquefois pourtant l'excitation dépasse la limite
ordinaire et donne lieu à des symptômes graves qui
ont causé parfois la mort. L'auteur appelle cet état
narcotisme aigu, à cause de sa grande analogie
avec l'alcoolisme aigu que l'on appelle *delirium
tremens* ou tremblement des ivrognes.

Disons de suite les symptômes du narcotisme aigu.
« La stimulation est plus prononcée ; le fumeur
devient plus gai, plus vif ; ses idées sont riantes ;
mais peu à peu elles se troublent ; les mouvements

deviennent incertains, surtout ceux des extrémités inférieures ; les yeux sont hagards, ordinairement injectés, brillants et d'un éclat inaccoutumé ; la pupille est fortement contractée. Souvent éclate alors ce délire furieux qui, à Java, a mis l'autorité hollandaise dans la nécessité de placer à la porte de toutes les boutiques à opium des agents de police chargés de tuer tout fumeur qui tenterait de se livrer à quelque acte de violence en sortant de ces repaires de débauche. A tous ces symptômes d'une grande stimulation succède une période de collapsus ou d'anesthésie, c'est-à-dire la perte de toute sensibilité. »

Enfin on a vu le narcotisme aigu donner lieu à des mouvements convulsifs avec perte de connaissance et de sensibilité conduisant à la mort. Deux fois, sur cinq autopsies cadavériques qu'a faites M. Libermann, il a trouvé un épanchement considérable de sang dans les membranes du cerveau.

La troisième période de l'auteur se caractérise par la désorganisation physique, morale et intellectuelle du fumeur. C'est ce qu'il appelle le narcotisme chronique. La figure alors est pâle et maigre ; les yeux sont caves, entourés d'un cercle brunâtre ; la pupille est dilatée, le regard a une expression d'idiotie hilariante ; la parole est embarrassée, souvent tremblotante ; les membres sont grêles, sans vigueur ; la marche est lente et ressemble quelquefois à celle des hommes ivres. Mais pendant l'action de fumer le sujet s'anime, ses yeux prennent de la vivacité, il devient loquace; c'est un état de stimulation passagère qui fait bientôt place à la stupeur devenue habituelle.

Arrivé à cette période, le fumeur d'opium offre des symptômes de gastralgie ou de gastro-entérite, des symptômes nerveux qui sont des picotements, des fourmillements pénibles dans tout le corps, une diminution du sens génésique et des sentiments affectifs ; souvent aussi il y a diminution de la mémoire et de toutes les facultés de l'intelligence, ce qui le rend incapable de s'occuper de ses affaires. Enfin après tous ces graves symptômes le malade peut arriver à la démence, à la manie aiguë et quelquefois à la paralysie générale, qui sont toujours les prodrômes de la mort dont il hâte quelquefois la venue par le suicide.

Après ces bien tristes détails, nous dirons, pour être aussi vrai que l'auteur, qu'il a vu des fumeurs d'opium arrivés à un âge très-avancé, comme 75 ans, 80 ans.

Faut-il, comme le dit M. Libermann, déterminer chimiquement la nature de la fumée d'opium, pour résoudre la question physiologique de ses effets? Nous ne le pensons pas. Il nous suffirait de voir cette fumée produire les effets que produisent toutes les parties actives de l'opium pour deviner qu'elle contient les mêmes éléments ; et l'auteur pourrait bien ne pas regretter de n'avoir pu faire des expériences pour savoir si cette fumée contenait de la narcotine, de la codéïne ou de la morphine. Du reste, ces expériences pour vous, Messieurs, ont été faites d'une manière fort ingénieuse par un des vôtres, M. Decharme ; et dans vos Mémoires, année 1861, page 374, on peut lire cette conclusion des expériences de M. Decharme : « *Que c'est à la morphine, peut-être à la morphine seule, qu'on doit attribuer les effets de l'opium fumé.* »

Nous avons vu bien des dégénérescences physiques et morales chez les fumeurs d'opium considérés individuellement. Mais le mal n'est pas là seulement ; ces dégénérescences deviendraient héréditaires , et l'usage de l'opium serait, avec d'autres causes, sans doute, pour une grande part dans l'abâtardissement de la nation chinoise. Selon M. Libermann, on lui devrait encore le défaut de franchise et de loyauté dans les rapports particuliers, la ruse , l'astuce , érigées en système , l'absence d'humanité, la prostitution la plus hideuse, ne fesant pas la différence des sexes , s'étalant partout, à toute heure, en tous lieux, sans que personne s'en étonne , sans que la vindicte publique punisse ceux qui se livrent à ces honteux désordres. Ce qui , du reste , ferait croire avec l'auteur que l'opium est pour beaucoup dans cette dépravation, c'est que ces mœurs dégoûtantes ne sont devenues si communes que depuis son introduction en Chine, et que dans les provinces méridionales de l'Empire, où l'on en fume beaucoup moins, les vicieuses habitudes sont moins répandues et moins scandaleusemnt affichées. Aussi n'y voit-on que peu ou point de ces maisons publiques de jeunes garçons voués à la prostitution, si communes dans le Nord.

Cette gangrène morale n'a pourtant pas gagné tous les esprits. Il y a encore en Chine de bonnes âmes, des cœurs d'élite qui cherchent à réagir contre la passion si malheureusement à la mode. La preuve en est dans l'existence d'un album très-répandu dont l'auteur possède un exemplaire trouvé dans le palais de Yen-Men-Yen, et qui représente l'histoire d'un fumeur d'opium. Sur la première planche on voit un riche fumeur couché sur un canapé ouvragé avec soin et entouré de tout le luxe qui caractérise l'existence la plus élégante. Puis, peu à peu, dans les planches suivantes, on le voit passer, par suite de sa paresse et de ses débauches, à une misère profonde, pour mourir sur une natte, quand il a ruiné sa femme et ses enfants

Après cette rapide analyse, on ne peut que répéter avec l'auteur que l'opium en Chine contribue à affaiblir le moral et la conscience publique, à détruire la famille en y introduisant l'indifférence, la paresse et la débauche ; qu'il y engendre l'égoïsme et la dureté de cœur ; qu'il peut conduire à l'aliénation mentale, au suicide et à l'assassinat..., et qu'enfin il désorganisera complètement la nation chinoise déjà en voie de dissolution.

Enfin, en terminant, M. Libermann dit que, sans vouloir faire de déclamations humanitaires, il appartient à la science de faire connaître les faux-fuyants sous lesquels se cache le mercantilisme homicide des Anglais, en soutenant à la tribune que « *l'opium est loin de produire les effets désastreux qu'on lui attribue, qu'il est même utile aux Chinois dont le tempérament mou et lymphatique a besoin d'un excitant.* »

Nous arrivons, Messieurs, à vous dire quelques mots du travail de M. Jolly, lu à l'Académie de médecine, le 21 février 1865.

Après quelques pages sur l'histoire de l'usage du tabac, M. Jolly, comme d'autres l'ont fait avant lui, rappelle les chiffres suivants qui donnent une idée de l'immense et rapide progression de cet usage en France.

« En 1832, l'impôt fiscal du tabac ne rapportait « encore au Trésor que 28 millions, chiffre resté « presque invariable depuis 1792, les deux tiers « étant attribués au tabac à priser et un tiers au « tabac à fumer.

« En 1842, le tabac donnait déjà un revenu an- « nuel de 80 millions, dont le tiers seulement en « tabac à priser et les deux tiers en tabac à fumer.

« En 1852, le revenu du tabac s'élevait à près « de 120 millions, dont un quart au plus pour le « tabac à priser ; les trois quarts environ pour le « tabac à fumer.

« En 1862, le chiffre du revenu du tabac a pu
« s'élever à 180 millions, dont un cinquième à peine
« pour le tabac à priser, le reste pour le tabac à
« fumer.

« En 1863, on parle du chiffre de 218 millions,
« représentant un sixième seulement pour le tabac
« à priser, le reste pour le tabac à fumer.

« Pour 1864, *on espère* mieux encore...» M. Jolly
souligne avec ironie les mots : *on espère*.

Nous passerons, comme déjà répété bien des fois,
ce que dit l'auteur des propriétés vénéneuses du
tabac, constatées par l'expérience sur les animaux et
sur l'homme par des accidents ; mais nous donne-
rons son tableau graduant les tabacs, des différentes
provenances, selon la quantité de nicotine qu'ils
contiennent, parce que, comme il le dit, par là
pourraient s'expliquer les divergences d'opinion sur
les effets du tabac, divergences appuyées sur des
exemples.

Voici ce tableau :

Tabac du Levant . . . . . . 0,00 °/₀ de nicotine.
   — de Grèce 0,00   —
   — de Hongrie 0,00   —
   — des Arabes 2,00   —
   — de la Havane 2,00   —
   — du Paraguay 2,00   —
   — de Maryland 2,29   —
   — d'Alsace 3,21   —
   — du Pas-de-Calais . . 3,96   —

Tabac du Kentoucky . . . 6,09 %, de nicotine.
  — d'Ile-et-Vilaine. . . 6,20   —
  — du Nord 6,38   —
  — Lot-et-Garonne . . 7,34   —
  — du Lot 7,96   —

De là l'on comprend que les Orientaux, les Turcs, les Grecs, les Brésiliens, les Hongrois fument presque impunément quoique fumant beaucoup ; tandis que les Anglais, les Ecossais, les Suisses, les Suédois, les Norwégiens, les Belges, les Français, subissent d'une manière beaucoup plus sensible les effets physiologiques du tabac.

Quant aux mauvais effets du tabac sur les sens et l'intelligence, M. Jolly est bien plus affirmatif que nous ne l'étions ici un jour dans le travail que nous rappelions tout-à-l'heure, où nous vous disions... « Ce ne sera plus cette stupeur dégradante due à l'usage du tabac, dont nous parlent Cullen et Percy; mais ce sera un état permanent ou passager d'affaiblissement intellectuel, de défaillance de l'esprit qui, sans les rendre tout-à-fait nuls, fait perdre de leur valeur sociale à ceux chez qui ces choses se passent. »

Voici ce que dit M. Jolly : « A ces premiers « symptômes viennent s'ajouter graduellement l'ob- « tusion des sens, la lenteur des conceptions, l'af- « faiblissement de la mémoire, le défaut de préci- « sion des mouvements musculaires, le tremblement « sénile... etc... ou l'abolition complète des sens,

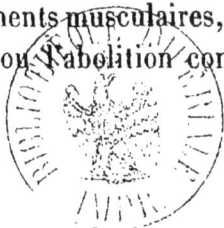

2

« tels qu'en cite M. Bonafont pour l'ouïe et M.
« Sichel, et le docteur Hutchinson pour la vue...»
« Enfin, dit toujours M. Jolly, là ne s'arrêtent
« pas encore les effets de l'abus du tabac. Ce qui
« n'est pas permis de mettre en doute aujourd'hui,
« c'est la part qu'il a pu prendre au développement
« progressif des maladies mentales et particulière-
« ment à la forme désignée sous le nom de *para-*
« *lysie générale ou progressive*, maladie qui depuis
« un certain nombres d'années se multiplie de ma-
« nière à encombrer les maisons de santé consa-
« crées aux aliénés. »

M. Jolly confirme tout ce qu'il vient de dire
les chiffres suivants :

En 1818 jusqu'à 1830, le produit du tabac étant
de 28,000,000, il y avait 8,000 aliénés.

En 1832, le produit du tabac étant de 30,000,000,
il y a 10,000 aliénés.

En 1842, produit du tabac, 80,000,000, 15,000
aliénés.

En 1852, produit du tabac, 120,000,000, il y a
23,000 aliénés.

En 1862, produit du tabac, 180,000,000, et
44,000 aliénés.

Ces chiffres ne comprenant que les aliénés séques-
trés, si l'on ajoute, dit l'auteur, les aliénés traités
à domicile, on aura facilement et sans exagération
60,000 aliénés pour la France de 1862. Nous ne
pouvons passer sous silence les objections faites à

cette statistique relevée par M. Jolly : 1° c'est que
le prix de vente des tabacs a été élevé dans une
proportion notable par divers actes législatifs; 2° que
la population du territoire s'est accrue d'une manière sensible ; 3° c'est enfin que le nombre des
aliénés restés dans leurs familles, et non compris,
par conséquent, dans les statistiques, était alors
plus considérable (Revue des Cours scientifiques 1865
page 305). Mais d'autres preuves invoquées par M.
Jolly et auxquelles on ne paraît pas avoir fait, ni
pouvoir faire d'objections, sont celles-ci : 1° dans
les asiles publics ou privés consacrés au traitement
des maladies mentales, la paralysie progressive qui
mène à ces maladies domine toujours dans le service des hommes ; 2° que dans le service des femmes aliénées on n'y trouve pour ainsi dire que les
formes classiques de la folie, c'est-à-dire le délire
maniaque (folie furieuse), le délire lypémaniaque
(folie avec tristesse), le délire monomaniaque (folie
sur un seul objet), et autres, soit aigus, soit chro-
niques, en un mot toutes les maladies nerveuses
inhérentes à la vie morale de la femme et ayant leur
source commune dans l'organisation même, dans
une physiologie toute sexuelle...; 3° les militaires,
les marins surtout qui surpassent les autres dans
l'excès de la pipe et du cigare, figurent toujours en
première ligne dans le chiffre des aliénés paralytiques ; 4° Les femmes, au contraire, et les aliénés
des populations qui ne fument qu'un tabac sans

nicotine, sont généralement exempts de paralysie générale.

L'auteur va droit à cette autre objection qu'on peut lui faire, que le fumeur et le buveur d'alcool ou d'absinthe se confondent si souvent dans le même individu, qu'on peut se demander laquelle de ces deux causes produit la paralysie générale ?

M. Jolly répond à cette grave objection en disant « qu'il a vu des paralytiques ne buvant que de « l'eau, mais ayant fumé beaucoup; que M. Maillot, « président du Conseil de santé de l'armée, a vu « que dans le chiffre sensiblement progressif des « cas de paralysie générale qui s'offrent chaque « année à l'inspection, il s'en trouve un certain « nombre, plus même que l'on avait pensé, qui « étaient autant d'exemples de sobriété à l'égard « des spiritueux, bien que les malades eussent sou- « vent fait abus de la pipe ou du cigare; que dans « certaines provinces de France, la Saintonge, le « Limousin, le Languedoc, où l'on ne fume encore « que très-peu, la paralysie progressive est à peu « près inconnue. »

M. Jolly, continuant ses recherches sur les effets les plus généraux de l'usage du tabac, arrive à penser qu'il n'est pas sans influence sur le mouvement de la population, et qu'il doit être la cause de l'augmentation de mortalité observée en certaines années. Il trouve même, en décomposant les tables de mortalité pour les vingt dernières années; un résultat qui doit éclairer la question ; c'est une proportion plus élevée de décès pour les hommes de trente à cinquante ans que pour les femmes , de telle sorte que le nombre des femmes qui , avant cette époque, était inférieur à celui des hommes, le dépasse de plus en plus en avançant dans la vie. Et, cependant, ajoute avec raison l'auteur , on ne peut attribuer ce vide dont la population masculine de trente à cinquante ans , ni à la guerre ni aux maladies de l'adolescence, fièvres éruptives, fièvres typhoïdes, maladies tuberculeuses.

M. Jolly termine sa lecture à l'Académie en cherchant les moyens de remédier au mal dont il vient de faire ressortir tous les caractères. On le pourratt, selon lui :

1° En substituant dans le commerce , dût-on les payer bien cher, les tabacs du Levant, de Grèce, des Arabes, du Paraguay, du Brésil et autres lieux , ne contenant que de faibles proportions de nicotine, aux tabacs qui en sont plus ou moins saturés. On rendrait par là, à l'agriculture, les quelques 20,000 hectares d'excellentes terres consacrées à la culture de la plante vénéneuse ;

2° Ou bien en dépouillant nos tabacs indigènes de nicotine, ce que peut faire la chimie , dût-on remplacer ce principe toxique par des parfums.

Nous vous ferons remarquer , Messieurs , que ce moyen n'atteindrait jamais le but. Des parfums remplaçant la nicotine, le tabac alors n'est plus du tabac ; et les différents effets sur le système nerveux que le fumeur recherche, qu'il attend, n'étant plus produits, il n'y a plus de raison de fumer;

3° En éclairant la raison publique... oh ! c'est là sans doute un moyen bien lent ; mais c'est encore un des plus efficaces.

4° En proscrivant l'usage du tabac dans toutes les institutions universitaires et les écoles du Gouvernement ;

5° En appliquant à la vente du tabac, comme mesure prohibitive et tout aussi nécessaire, la disposition de police administrative qui interdit la vente des spiritueux à toute personne âgée de moins de seize ans.

M. Jules Guérin, membre de l'Académie de médecine, rédacteur en chef de *la Gazette médicale*, de Paris, dans quelques lignes écrites à la hâte dans ce journal, fait sur le travail de M. Jolly les réflexions suivantes :

Tont en reconnaissant ce qu'il y a de vrai dans ces accusations contre le tabac, il voudrait que la science pût ajouter à ces vérités sommaires des faits physiologiques et pathologiques sur les effets nuisibles de cette substance. Ce serait, ajoute-t-il, un beau sujet de discussion pour l'Académie ; et quoique ses membres, pour la plupart, soient intéressés dans la question (il admet que la majorité des académiciens fume), M. J. Guérin reste convaincu que si chacun apportait le produit de son expérience personnelle et ses observations sur les autres, la question serait bientôt complètement élucidée.

Il va sans dire qu'une discussion à l'Académie avancerait la question. Mais les faits pathologiques et physiologiques que demande M. Guérin, les médecins les rencontrent à chaque pas dans leur pratique, et chaque jour, depuis quelques années surtout que l'éveil est donné, ils les signalent à l'attention des corps savants et du public.

Ainsi, M. le docteur Triquet, s'occupant spécialement des maladies de l'oreille, rapporte dans ses leçons de cliniques des cas de surdité chez des fumeurs dûs à l'abus du tabac. Il revient sur ce genre d'accidents dans *la Gazette des Hôpitaux,* n° 61, de l'année 1865.

Le 30 mai 1864, le docteur Decaine communique à l'Académie des sciences des observations sur les intermittences du cœur et du pouls par suite de l'abus du tabac à fumer. Sur 88 fumeurs incorrigibles observés en trois ans, M. Decaine cite 21 cas d'intermittence du pouls indépendante de toute lésion organique du cœur. Je ne puis résister, Messieurs, malgré l'étendue déjà bien longue de cette lecture, à la tentation de vous citer, en l'abrégeant, celle de ces observations qui mit M. Decaine sur la voie, tant les faits y sont palpables.

« Au mois de septembre 1861, je parcourais, dit M. Decaine, les galeries du palais Pitti, à Florence, avec un correspondant des journaux de Paris, homme d'esprit, plein de verve et d'animation, paraissant jouir d'une bonne santé, un peu pâle et âgé de 40 à 50 ans. Pendant les deux heures que nous passâmes ensemble à admirer les chefs-d'œuvre de l'art italien, je le vis 3 ou 4 fois s'arrêter au milieu de la conversation et se tâter le pouls avec anxiété.

« De retour à l'hôtel, je ne pus m'empêcher de lui demander l'explication de cette préoccupation qui m'avait frappé Il me dit qu'ayant éprouvé deux ans auparavant des palpitations de cœur qui le fatiguaient beaucoup, il lui arriva, un jour qu'il se tâtait le pouls, de s'apercevoir que les mouvements de son cœur n'étaient pas réguliers, et qu'un battement ainsi qu'une pulsation à l'artère radiale, manquaient de temps en temps. Il eut l'idée alors de recourir aux livres de médecine pour avoir l'explication de ce phénomène. Après bien des recherches et des lectures, il demeura convaincu qu'il était atteint d'une maladie du cœur.

« Un médecin distingué de Turin lui dit qu'il avait le cœur un peu gros, et lui prescrivit le repos, un régime sévère, quelques saignées et des pilules de digitale. Au bout de deux mois de ce traitement, il éprouva des syncopes, des étourdissements, une grande prostration des forces et de l'insomnie, sans pour cela voir disparaître l'intermittence des battements de cœur, qui lui parut, au contraire, devenir plus fréquente.

« Il renonça alors aux remèdes et reprit sa vie

ordinaire. Les syncopes, les étourdissements disparurent et les forces se rétablirent en partie. Mais cette idée d'une maladie du cœur ne l'abandonnait pas, car les intermittences persistaient toujours. Il se consolait cependant à la pensée qu'un état comme celui-là n'avait rien de bien immédiatement dangereux, et qu'on pouvait vivre longtemps avec *le cœur un peu gros.* Cependant il suivait avec attention la marchede sa maladie et il s'aperçut que les intermittences devenaient plus fréquentes lorsqu'il fumait plus que de coutume.

« De 12 à 14 cigares qu'il fumait par jour il s'était réduit à 7 ou 8, et il avait cru voir que son pouls devenait plus régulier. Lorsqu'il dépassait ce nombre, il lui paraissait que l'irrégularité était plus prononcée.

« Depuis deux jours il avait fumé outre mesure et son pouls l'inquiétait beaucoup.

« J'examinai le cœur avec le plus grand soin. L'inspection, la palpation, la percussion ne m'apprirent rien. A l'ausculation, je trouvai 64 battements par minute, correspondant à 64 pulsations de l'artère radiale, mais de temps en temps une pulsation manquait....

« .... Je rassurai mon malade, je lui fis promettre de s'abstenir de fumer pendant un mois, sachant bien pourtant qu'il en est des serments des fumeurs comme de ceux des ivrognes...

« Deux mois après, je revis mon malade à Paris.

Il avait suivi ma prescription et il était, disait-il, débarrassé de ses intermittences... J'ai revu mon journaliste en 1863 ; je l'ai examiné de nouveau, et j'ai pu me convaincre qu'il est tout à fait débarrassé de ses intermittences. Il fume encore ; mais il m'a affirmé qu'il ne dépassait jamais deux cigares par jour. (1)

En novembre 1864, M. Decaine présentait encore à l'Académie des sciences, un mémoire ayant pour titre : *Des effets du tabac à fumer chez les enfants.*

M. Sichel, un très-fort spécialiste pour les maladies d'yeux, a parlé de l'amaurose, (paralysie de la vue) chez les fumeurs.

M. Woodsworth, médecin anglais, a publié trois cas de cette même affection observée sur des jeunes gens qui n'étaient intempérants que dans l'usage du tabac.

Le 9 juin 1862, M. Beau, aujourd'hui membre de l'Académie de médecine, lisait à l'Académie des sciences un mémoire sur la fumée de tabac considérée comme cause de l'angine de poitrine, (cette maladie qui foudroie comme l'apoplexie), et ce mémoire donne à l'appui huit cas bien observés.

M. Ségalas, cité par M. Jolly, dans le mémoire que nous analysons, lui a communiqué le fait d'un jeune homme qui passait une partie de sa vie dans un cercle où, en respirant une atmosphère toute

(1) *Gazette des Hôpitaux*, 1864, page 263.

chargée de vapeurs de tabac, il fumait plus de vingt cigares dans les 24 heures du jour et de la nuit On vit ses fonctions digestives s'altérer, sa mémoire et son intelligence s'affaiblir, les forces musculaires défaillir. M. Ségalas, consulté, lui prescrivit d'occuper autrement ses loisirs, de quitter le cigare et de fuir les milieux nicolisés. Ces sages conseils fidèlement observés pendant quelques semaines rendirent au malade toute les attributions de la santé.

Dans le travail que j'avais l'honneur de vous lire, il y a quelques années, je vous citais comme ayant noté les mauvais effets du tabac, Alibert, Percy et notre collègue Barbier. Je vous citais Cullen, médecin anglais du 18ᵐᵉ siècle, dont je copiais le passage suivant :

« Quoique les personnes qui prennent beaucoup
« de tabac par le nez paraissent, par la puissance de
« l'habitude, être à l'abri de ses effets narcotiques,
« j'observerai qu'étant sujettes à en prendre beau-
« coup plus que de coutume, il est à craindre que
« ces effets n'arrivent sur elles d'une manière in-
« sensible. J'ai plusieurs fois remarqué qu'elles
« étaient affectées de la même manière que ceux
« qui sont accoutumés depuis longtemps aux autres
« narcotiques tels que le vin et l'opium, c'est-à-dire
« qu'elles perdent la mémoire, deviennent imbé-
« ciles et éprouvent, avant le temps ordinaire,
« d'autres symptômes qui sont un état de faiblesse
« ou de décrépitude du système nerveux. »

Enfin, tout récemment, M. Grisolles, professeur à la Faculté de médecine de Paris, et notre jeune compatriote, M. Fauvel, s'occupant, à Paris, spécialement des maladies du larynx, consulté par un de nos concitoyens pour un affaiblissement du timbre de la voix et une certaine difficulté de déglutition, n'hésitèrent pas un seul instant à attribuer ces symptômes graves à un commencement de paralysie due à l'usage immodéré de la pipe.

Vous le voyez, Messieurs, pour répondre au vœu de M. Guérin, qui demande à l'appui du travail de M. Jolly, des faits physiologiques et pathologiques, je fouille une demi-heure seulement dans ma bibliothèque, ou je cherche autour de moi, et j'y trouve plus de faits que je ne vous en voulais citer.

Maintenant que vous pouvez avoir quelque idée des ouvrages de MM. Libermann et Jolly, permettez-moi d'en faire ressortir les propositions les plus saillantes dans un parallèle qui est déjà dans vos esprits, tant l'analogie les rapproche.

1° L'opium et le tabac sont des poisons énergiques;

2° Ils agissent d'une manière élective sur le système nerveux, et là se trouve la cause de leur commune vogue en produisant des sensations internes que l'on finit par trouver agréables;

3° L'une et l'autre substance produisent d'abord, pendant un temps plus ou moins long que l'on peut appeler période d'initiation, des effets désagréables, tels que nausées, vomissements, perte d'appétit, vertiges, sorte de mauvaise ivresse ;

4° Chez quelques sujets l'initiation à l'usage de l'opium et du tabac est si désagréable et si difficile, qu'ils sont obligés de renoncer à l'idée d'en contracter l'habitude ;

5° Ce n'est guère qu'après le temps d'initiation de l'usage des deux substances que les effets agréables recherchés, arrivent à se produire ;

6° Il y a passablement de fumeurs d'opium qui, sachant rester dans certaines limites de cet usage, ont pu vieillir en offrant des exemples d'innocuité ; il en est de même chez les fumeurs de tabac avec cette différence pourtant, que chez ceux-ci les cas d'innocuité forment la grande majorité, et qu'ils paraissent être en minorité dans les autres ;

7° L'un des premiers effets de l'opium étant un trouble cérébral causant l'obnubilation intellectuelle avec paresse et diminution de la mémoire entraînant l'inaptitude aux affaires, ne peut-on pas dire, par analogie, la même chose des effets du tabac, quand on observe que ce sont souvent les habitués de tabagie chez nous qui négligent leurs affaires et arrivent à la ruine ?

8° Si M. Libermann a remarqué qu'après ces premiers et désastreux effets observés chez les fumeurs d'opium, viennent souvent les tremblements, l'atrophie musculaire et la paralysie progressive, M. Jolly, comme beaucoup de médecins avant lui, n'a-t-il pas rencontré ces graves et trop souvent incurables affections chez eux qui ont abusé du tabac ?

9° Les maladies organiques du cœur ne sont pas rares, dit M. Libermann, chez les fumeurs d'opium; M. Jolly dit, avec un grand nombre de médecins, qu'un effet fréquent du tabac est de produire des palpitations nerveuses du cœur : maintenant est-ce forcer l'analogie que de dire que l'hypertrophie du cœur commence quelquefois par de simples palpitations ?

10° M. Libermann dit pertinemment que les fumeurs d'opium finissent souvent par le ramollissement célébral, et l'aliénation mentale : M. Jolly dit-il autre chose de ceux qui ont abusé du tabac ?

11° Enfin après les dégénérescences physiques et morales observées chez les individus, nos deux auteurs se rencontrent encore sur les dégénérescences héréditaires produites par les deux genres d'abus.

Quelles conséquences tirer, Messieurs, de ces études, de ces faits, de ces raisonnements, de ces analogies, de ce parallèle? C'est d'abord que l'usage abusif de l'opium, en dégradant les individus, a évidemment abâtardi la nation chinoise, à ce point qu'elle sera un jour ou l'autre la proie de quelque conquérant ; c'est ensuite (ne peut-on pas le craindre ?) que l'usage abusif du tabac dont les effets nuisibles sont çà et là si bien constatés, sans avoir de conséquences aussi immédiatement désastreuses sur la plupart des peuples actuels que protège, d'ailleurs, une vie luxuriante ; c'est, disons-nous, que cet abus, se généralisant de plus en plus, doit néanmoins faire quelque tort à la richesse intellectuelle de ces peuples, et pourrait devenir aussi pour eux, à la longue, une cause de dégénération.

Prenons y garde ! n'oublions pas que les nations sont des êtres collectifs ; (j'aurais dit des individus collectifs, ces si deux mots avaient pu s'allier); retenons bien que, comme les individus proprement dits, les nations ont leur enfance, leur adolescence, leur maturité et leur âge de décrépitude; que comme les individus elles ont aussi leur hygiène, et que leur régime doit être mis au nombre des causes puissantes qui peuvent hâter ou ralentir la marche de leur existence.

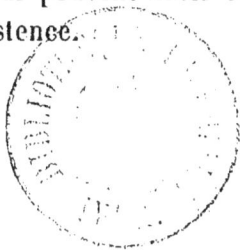

Amiens.— Imprimerie de E. Yvert, rue des Trois-Cailloux, 64.

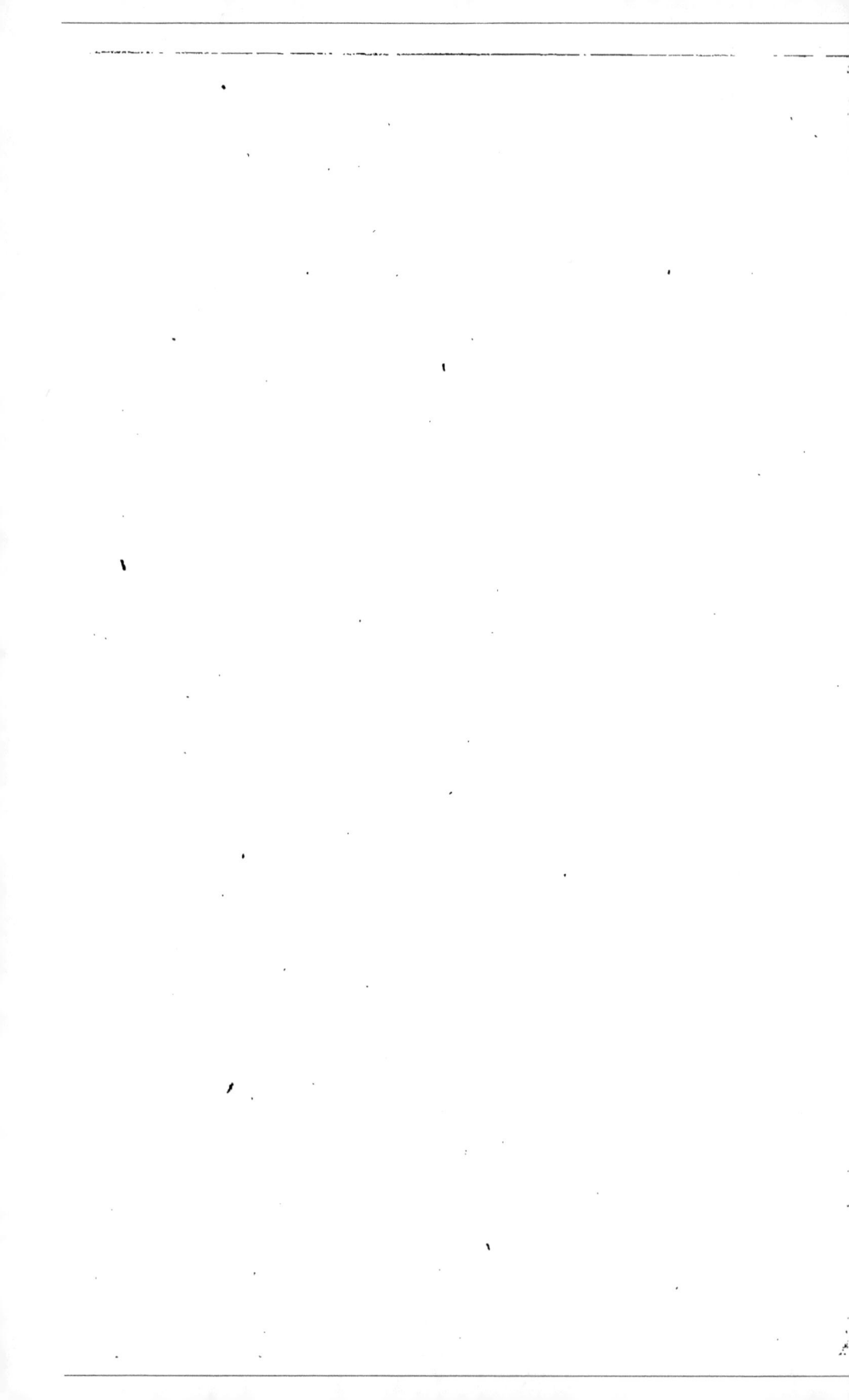